AF402673

LE TRAITEMENT PRIMITIF ACTUEL

DES

PLAIES CRANIO-CÉRÉBRALES

PAR PROJECTILES DE GUERRE

INDICATIONS & TECHNIQUE DE LA SUTURE PRIMITIVE

PAR

EYRAUD-JOLY Pierre

DOCTEUR EN MÉDECINE

Ancien élève de l'École du Service de Santé Militaire
décoré de la Médaille Militaire
Croix de guerre (2 citations)

MONTPELLIER
IMPRIMERIE GÉNÉRALE DU MIDI
Avenue de Toulouse — Téléphone 3-09

1919

8° Td 138
599

LE TRAITEMENT PRIMITIF ACTUEL

DES

PLAIES CRANIO-CÉRÉBRALES

PAR PROJECTILES DE GUERRE

INDICATIONS ET TECHNIQUE DE LA SUTURE PRIMITIVE

LE TRAITEMENT PRIMITIF ACTUEL

DES

PLAIES CRANIO – CÉRÉBRALES

PAR PROJECTILES DE GUERRE

INDICATIONS & TECHNIQUE DE LA SUTURE PRIMITIVE

PAR

EYRAUD-JOLY Pierre

DOCTEUR EN MÉDECINE

Ancien élève de l'Ecole du Service de Santé Militaire
décoré de la Médaille Militaire
Croix de guerre (2 citations)

MONTPELLIER

IMPRIMERIE GÉNÉRALE DU MIDI
Avenue de Toulouse — Téléphone 3-09

1919

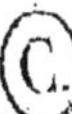

A MON PÈRE ET A MA MÈRE

A MON FRÈRE LE DOCTEUR JEAN EYRAUD-JOLY

A MON FRÈRE ALPHONSE

A LA MÉMOIRE DE MES GRANDS PARENTS

A MES AMIS ET A TOUS LES CAMARADES
TOMBÉS AU CHAMP D'HONNEUR

P. EYRAUD-JOLY

A MON PRÉSIDENT DE THÈSE
MONSIEUR LE PROFESSEUR FORGUE
OFFICIER DE LA LÉGION D'HONNEUR
PROFESSEUR DE CLINIQUE CHIRURGICALE A LA FACULTÉ
DE MÉDECINE DE MONTPELLIER

A MONSIEUR LE PROFESSEUR ESTOR

A MONSIEUR LE PROFESSEUR AGRÉGÉ SOUBEYRAN
CHEVALIER DE LA LÉGION D'HONNEUR

A MONSIEUR LE PROFESSEUR AGRÉGÉ ETIENNE

A TOUS MES MAITRES DE LA FACULTÉ DE MÉDECINE
DE MONTPELLIER, DE LYON
ET DE L'ÉCOLE DU SERVICE DE SANTÉ MILITAIRE.

P. EYRAUD-JOLY

AVANT PROPOS

Au moment d'achever nos études médicales et de quitter
cette Faculté où nous reçûmes les enseignements de maîtres
distingués, nous manquerions à tous nos devoirs, si nous
n'adressions nos remerciements à ceux de nos professeurs
qui nous ont montré une très réelle bienveillance.

Nous remercierons particulièrement M. le professeur
Forgue, qui a bien voulu nous faire l'honneur de présider
notre thèse, et nous a toujours, au cours de nos études,
prodigué ses conseils. Nous n'oublierons pas les soins dont
nous fûmes entouré dans son service lors de notre blessure,
et toutes les marques d'intérêt qu'il nous témoigna à cette
époque.

Nous adressons aussi à M. le professeur Vialleton tous
nos remerciements pour la sollicitude qu'il eut toujours à
notre égard.

Merci aussi à M. le professeur Estor, qui, soit à l'hôpital
49, lors de notre passage au centre d'appareillage, soit dans
son service de l'hôpital Suburbain, nous accueillit toujours
avec bienveillance.

Nous remercions particulièrement le docteur Chauvin, chef
de clinique chirurgicale à la Faculté, qui nous inspira ce
sujet de thèse et nous dirigea dans l'exécution de ce travail.
Ce sont les observations recueillies par lui, au cours de sa
longue pratique aux armées, comme chef d'équipe chirur-

gicale, qui nous ont permis d'étayer notre étude sur des bases sérieuses.

Nous ne saurions oublier les docteurs Cathala et Huguet (de St-Porcin), qui nous prodiguèrent leurs soins éclairés lors de notre blessure de décembre 1916, et grâce à la prompte intervention et à la hardiesse desquels nous levons d'avoir échappé à la mort, le 22 décembre, à l'ambulance de Souilly (Meuse). Qu'ils soient assurés de notre reconnaissance éternelle !

Merci de tout cœur à tous les camarades, médecins, auxiliaires et aides-majors qui nous entourèrent de leurs soins dévoués et se succédèrent sans arrêt à notre chevet, pendant les journées si critiques pour nous, du 22 au 30 décembre 1916.

LE TRAITEMENT PRIMITIF ACTUEL

DES

PLAIES CRANIO-CÉRÉBRALES

PAR PROJECTILES DE GUERRE

INDICATIONS ET TECHNIQUE DE LA SUTURE PRIMITIVE

INTRODUCTION

Au cours de cette guerre les plaies cranio-cérébrales ont été observées avec une grande fréquence, malgré les moyens de protection divers dont furent dotés nos soldats ; et le nombre, pourtant grand des blessé du crâne qui arrivaient aux ambulances les plus voisines de la ligne de feu ne représente que la minime partie de ceux qui furent atteints à la tête.

Combien furent tués sur le coup ! Combien moururent quelques heures après leur blessure à l'emplacement même où ils étaient tombés et combien, blessés entre les lignes, expirèrent après avoir attendu plusieurs jours sous la mitraille sans que nos brancardiers puissent les relever.

Le pronostic des plaies cranio-cérébrales de tout temps jugé comme très sérieux, revêtit, dès le début de la guerre, sa remarquable gravité. Et les efforts de tous les chirurgiens tendirent à améliorer le traitement si précaire alors de ces blessures.

Comme toutes les blessures des diverses parties du corps, celles de la tête furent, au cours de la guerre, traitées de façons différentes et nous pouvons distinguer dans l'historique du traitement des plaies du crâne trois périodes. Ces trois phases apparurent, se succédèrent et évoluèrent parallèlement au progrès de la technique opératoire des autres interventions, à mesure que les moyens chirurgicaux de l'avant se perfectionnaient, et que l'on connaissait mieux les résultats des diverses méthodes.

Que faisait-on tout au début des hostilités et dans les premiers mois qui suivirent à ces malheureux blessés que nous arrachions à grand peine du terrain de combat sous le feu de l'ennemi, et que nous faisions transporter le plus rapidement possible à l'ambulance de la division ? Rien, ou presque rien : le mot d'ordre était *l'abstention*. Un simple badigeonnage de la plaie à la teinture d'iode et l'application d'un pansement ; tel était le traitement qu'imposaient les circulaires du service de santé. Et on restait ainsi dans l'expectation devant les blessés de quelques heures. Ce traitement primitif donna des résultats lamentables, aussi fut-il vite abandonné, laissant la place à l'*intervention systématique* de plus en plus pratiquée.

Une question se posa alors, fallait-il intervenir sytématiquement dans tous les cas de plaies craniennes ou réserver la trépanation pour les cas graves d'emblée ou ceux qui semblaient devoir être suivis de complications sérieuses.

De nombreux chirurgiens s'élevèrent alors contre la trépanation systématique. Ainsi M. Maurice Cazin, à la Société des chirurgiens de Paris, estime que les trépanations d'urgence sont trop fréquentes et que des blessés atteints de fracture du crâne par balle, avec issue de matière cérébrale, ont pu guérir sans intervention après un simple nettoyage des orifices d'entrée et de sortie à la teinture d'iode, terminé par un pansement occlusif renouvelé.

MM. Robort Lévy, Lefur et Bonamy protestent également contre la trépanation systématique, et à l'appui de sa thèse M. Lefur apporte 7 cas avec 2 guérisons sans trépanation, et 5 autres cas opérés ayant donné 2 morts.

Ce qui pouvait justifier quelque peu cette abstention, c'est qu'à cette époque (fin 1914 et début de 1915) les services chirurgicaux de l'avant étaient mal organisés ou même inexistants ; certains étaient confiés à des opérateurs de fortune n'ayant aucune aptitude chirurgicale, et que mieux vaut s'abstenir, qu'opérer dans de trop mauvaises conditions.

A la suite d'une organisation plus méthodique et plus efficace des ambulances appelées à opérer, avec la création des ambulances chirurgicales, les chirurgiens, mieux outillés et se trouvant dans des conditions bien meilleures, obtinrent des résultats très appréciables. La preuve de l'intervention étant faite, la plupart préconisèrent alors l'opération systématique de tous les blessés du crâne, qui devint vite un dogme.

Les indications de l'opération furent discutées comme nous l'avons vu et il fut enfin admis que la trépanation s'imposait pour toutes les plaies, même les plaies légères, d'apparence bénigne, pour lesquelles la pénétration était douteuse et ne s'accompagnait d'aucun symptôme fonctionnel, aussi bien que pour les plaies très graves dont l'étendue des dégâts anatomiques, la profondeur de la lésion et l'état général du blessé, ne semblait pas devoir donner aucun espoir de survie.

Leroy, intervenant chez 25 blessés, apportés dans un état désespéré, en plein coma, obtint, par la trépanation systématique, 6 guérisons.

La technique opératoire préconisée alors par les chirurgiens était la suivante : agrandissement de la brèche osseuse à la pince gouge lorsque celle-ci pouvait mordre, ou bien, après avoir usé de la fraise pour en permettre le passage ; le ciseau et le marteau étaient écartés pour la trépanation ; ensuite, régularisation des bords osseux suivie du nettoyage du foyer intra-cérébral, de l'extraction des corps étrangers, des esquilles, et enfin drainage dans les plaies infectées et *pansement à ciel ouvert* dans tous les cas. La plaie était abandonnée à la réunion secondaire.

A mesure que se multiplièrent les interventions sur le crâne, cette méthode de trépanation et de pansement à ciel ouvert donna de nombreux succès qui en justifièrent la valeur : elle était la seule prudente à l'époque où elle fut appliquée, en raison de l'infection si fréquente des plaies tar

Les plaies laissées ouvertes sous un pansement guérissaient

bien la plupart du temps, mais cette technique offrait de nombreux inconvénients. Souvent ces plaies s'infectaient, parfois légèrement et suppuraient ; leur évolution ultérieure était parfois troublée par diverses complications, telles que la hernie cérébrale, des abcès et fréquemment des crises d'épilepsie jacksonnienne apparaissaient.

Mais le plus grand grief que l'on ait fait à cette méthode était la longueur de la cicatrisation et toutes les conséquences et les dangers que ce retard pouvait entraîner.

Pour combattre cette lenteur on essaya de pratiquer la suture secondaire, qui raccourcissait la durée d'exposition de la plaie et partant le danger d'infection. On s'aperçut alors que les plaies de l'encéphale, mieux peut-être que toute autre, se prêtaient à un nettoyage radical et à une aseptisation chirurgicale complète.

De plus, encouragés par les heureux résultats que donnèrent, dans les blessures des autres parties du corps, les réunions primitives après désinfection chirurgicale, les chirurgiens furent, petit à petit, amenés à appliquer cette technique aux plaies cranio-cérébrales, et MM. Willems et Albert disent : « Il est logique d'appliquer aux plaies du cerveau la stérilisation mécanique et la fermeture totale qui a si heureusement transformé le traitement des plaies articulaires, celui des fractures et des plaies des paries molles. »

De cette constatation naquit *la suture primitive* des plaies du crâne. Ce qui avait longtemps retardé l'application de ce procédé, c'est qu'on ne croyait pas applicable à l'encéphale l'aseptisation radicale par « l'épluchage » et l'ébarbement des lésions.

La suture primitive des plaies du crâne fut tentée de bonne heure et, parmi les premiers, Velter soutenait, en février 1916, que la fermeture immédiate des plaies cranio-encéphaliques donnait les meilleurs résultats et, dans les conclusions de sa technique, il insistait sur la nécessité d'une trépanation large sur la fermeture immédiate, en drainant le moins possible, l'infection étant d'autant moins à craindre qu'on a opéré plus tôt. Il n'utilisait les drains que lorsqu'il craignait la formation d'une collection sanguine au point trépané, et pour ce drainage il préférait un faisceau de crins de Florence au drain de caoutchouc facilement obstrué.

M. Guilé, presqu'à la même époque, trouvait « qu'il était inutile de laisser la plaie se cicatriser seule lorsqu'elle n'avait pu être fermée par première intention. Il vaut mieux, lorsqu'elle est granuleuse, en pratiquer la suture secondaire. En recouvrant la cicatrice cérébrale d'une peau saine qui évite les tiraillements de l'écorce cérébrale, on améliore aussi le résultat éloigné des plaies ».

La suture primitive est une garantie contre l'infection secondaire qui est si difficile à arrêter dans les plaies du cerveau, et la réunion primitive de la dure-mère est la meilleure barrière contre l'infection.

M. Cunéo, en juillet de la même année 1916, conseille de pratiquer la fermeture de la plaie cranienne le plus vite possible. « Frappé, dit-il, des dangers de l'exposition prolongée de la plaie, je m'étais demandé s'il ne convenait pas de réduire au minimum la durée de cette exposition. Il semble que le procédé de l'occlusion immédiate est le plus simple. » Il conseille de tailler un grand lambeau et, après trépanation, de régulariser la plaie osseuse, d'évacuer la bouillie cérébrale, d'extraire les esquilles et le projectile si cela est possible, et de réappliquer le lambau par une suture. En cas d'hémorragie, il préconise un tamponnement de 48 heures et la suture.

M. Tanton, adepte enthousiaste de la suture primitive, abandonne, en 1917, presque complètement le drainage, la mise à l'air et la désinfection chimique de la plaie pour les remplacer par la désinfection mécanique suivie de la suture primitive dans tous les cas.

Pourtant cette fermeture immédiate ne fut pas acceptée comme une règle générale par tous, et certains chirurgiens, tel M. Vandenbossche (1), refusaient, en 1918, de se rallier à cette méthode, et c'est ainsi que MM. Moulonguet et Legrain (2) soutenaient encore, à la Société de chirurgie, en mai 1918, que le principe de la suture primitive, préconisée par Gross et Houdart, Tanton, Willems, Velter etc..., était une pratique dangereuse, car la condition *sine qua non*, était l'excision large de tous les tissus contus et l'extraction de tous les corps étrangers, très souvent irréalisable. Ils objectaient, en outre, que la réunion immédiate supprimait l'action efficace des battements du cerveau, moyen de défense actif, qui, sous le simple pansement, éliminait secondairement les débris divers, esquilles et tissus meurtris.

Mais les bons résultats obtenus par cette méthode, connus par les statistiques de nombreux chirurgiens, tels M. Gross et Houdart, qui virent dans leur ambulance chirurgicale, la mortalité tomber de 56 % à 38 %, la firent triompher de celle du pansement à ciel ouvert qui resta réservée dans les cas où l'on ne pouvait mieux faire.

Ainsi donc, au cours de cette guerre, le traitement des plaies cranio-encéphaliques passa par trois périodes: abstention, trépanation et pansement, et trépanation suivie de suture immédiate. C'est à l'étude de cette dernière technique que nous allons consacrer les différents chapitres qui vont suivre. La base de ce travail nous a été fournie par le docteur Chauvin, chef de clinique à la Faculté, qui, en sa qualité de chirurgien aux armées, fut appelé à opérer de nombreux blessés du crâne.

Les excellents résultats qu'il a obtenu par cette technique

(1) VANDENLOSSCHE. — Communication à la Société de Chirurgie. Janvier 1919.

(2) MOULONHUET et LEGRAIN. — Etude rappelée par M. Lapeinte. Société de Chirurgie, 29 mai 1919.

ne font que confirmer ceux des autres chirurgiens. Notre étude sera appuyée par 18 observations recueillies par le docteur Chauvin dans son ambulance, et qu'il a bien voulu très aimablement mettre à notre disposition.

Nous consacrerons d'abord un chapitre à la méthode de nettoyage de la plaie cranio-cérébrale ; en deuxième lieu, nous étudierons la technique de la fermeture immédiate de la plaie, et enfin nous donnerons 18 observations dont on appréciera les résultats qui viennent confirmer ceux obtenus par les divers chirurgiens.

I

Le nettoyage du foyer des Fractures

La mort dans les plaies cranio-cérébrales est due à deux facteurs, soit à la gravité des lésions anatomiques, soit à l'infection directe par le corps étranger ou secondaire.

Comment lutter contre ces deux grandes causes de mortalité? Il n'y a qu'une seule indication pour cela, c'est l'intervention chirurgicale systématique, avec trépanation.

Dans le premier cas, contre *la gravité des lésions anatomiques*, le pronostic est subordonné à l'étendue et à la nature des lésions intra-cérébrales, et l'on comprend très bien qu'il n'appartient pas au chirurgien de pouvoir reconstituer des méninges déchiquetées et une grande masse de matière cérébrale réduite en bouillie molle et diffluente. Lorsque le foyer de contusion est trop vaste, la destruction de certaines régions du cortex est incompatible avec une longue survie.

La trépanation permettra, toutefois, de juger de l'état du cerveau et de porter un pronostic; M. Leroy, pratiquant l'opération systématique de tous ses blessés, réussit à en sauver 6 sur 25 arrivés dans un état tout à fait désespéré.

Dans le deuxième cas, on intervient surtout *pour prévenir l'infection* qui peut survenir avec des lésions traumatiques même minimes, aussi bien qu'avec un foyer d'attrition étendu.

L'indication est donc *d'opérer toujours* et le plus rapidement, l'intervention précoce aussi complète et parfaite que possible, donne le plus de chances de succès.

Tous les chirurgiens se rangent à cette manière de voir, et Arnaud, en 1915, dit : « Toute plaie du crâne, si minime soit-elle, doit être débridée afin que puisse être vérifiée l'intégrité de la table osseuse. Une lésion infime, éraillure, enfoncement léger, fera constater après trépanation l'éclatement de la table interne. A plus forte raison une lésion plus considérable, qssure, félure, enfoncement de la table externe, nécessitera-t-elle la trépanation. »

Le seul point a établir pour notre ligne de conduite est donc l'existence d'une plaie osseuse ! Le défaut de troubles fonctionnels n'implique pas l'absence de lésion de la boîte cranienne ou du cerveau, car ils peuvent être tardifs et n'apparaître que plusieurs jours après, alors que l'intervention ne donne plus de chances de réussite. L'étude de la pression et l'examen cytologique du liquide céphalo-rachidien, recueilli par une ponction lombaire, donne souvent des résultats négatifs alors que la lésion est indiscutable.

« Le diagnostic clinique, dit Cunéo, ne doit pas nous servir de guide. C'est à l'examen direct que nous devons avoir recours ; le meilleur moyen de désinfecter les plaies du cuir chevelu est d'en réséquer les bords, et au cours de cette opération on pratiquera l'examen de la boîte osseuse. Cet examen décélera souvent une éraillure, une fissure qui peut coexister avec des troubles fonctionnels.

Si parfois le crâne nous apparaît nettement intact, la clinique que nous avions écartée tout à l'heure reprend ses droits, et si nous observons, sans lésions apparentes, des symptômes de compression ou de lésion méningo-encéphalique, c'est la clinique alors qui doit nous guider; une lésion profonde avec éclatement de la lame vitrée, projection d'esquilles dans le tissu cérébral peut coïncider, en effet, avec une intégrité apparente de la table externe.

L'indication de l'opération étant bien établie, nous allons en étudier maintenant les différents temps.

Quel est d'abord le *mode d'incision* à adopter,

Ici comme partout en chirurgie, il n'est pas de règle abso-

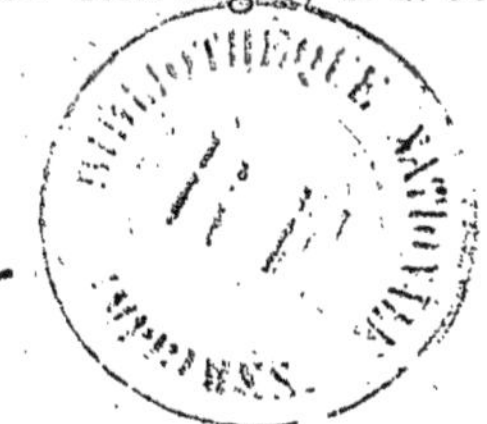

lue, et il y a lieu de tenir compte de la gravité, de l'étendue de la lésion et de la possibilité de la suture immédiate basée sur la perte plus ou 'moins grande de substance cutanée. Plusieurs cas sont à considérer : ou bien la plaie cutanée est petite, ou bien elle est très large, ou enfin elle est tangentielle, en sillon ou séton.

Dans les cas de plaie petite du cuir chevelu *l'incision à grand lambeau*, après excision des lèvres de la plaie qui seront suturées ultérieurement avec quelques crins, offre tous ses avantages. D'abord c'est ce procédé qui donne le plus de jour pour examiner la boîte osseuse et permettre la régularisation des bords de l'os. Lorsque la réunion immédiate des téguments est possible, c'est elle qui permet la cicatrisation la plus parfaite et la plus rapide; elle oppose à la perte de substance cranienne des téguments plus résistants. Elle évite en même temps la superposition d'une grosse cicatrice aux méninges en rapport avec la brèche osseuse, et de ce fait diminue les chances d'adhérences toujours possibles qui sont fréquemment le point de départ de crises d'épilepsie jacksonnienne. C'est ce procédé du lambeau que le docteur Chauvin a employé dans les observations 2, 4, 6, 11, 12, 14 et 15; et chaque fois qu'il a pu être pratiqué, il a donné d'excellents résultats.

On peut aussi avoir recours pour une petite plaie du cuir chevelu à l'incision cruciale, autrefois généralement adoptée, mais elle donne une cicatrice rarement parfaite, et aucun des avantages du procédé du lambeau.

Il est des cas où la plaie cutanée a une grande étendue, il est alors impossible de lui faire occuper le centre d'un lambeau, en raison de la perte de substance trop vaste et de là contusion trop marquée des bords. On aura recours alors au simple *débridement*. Agrandissement de la plaie cutanée, régularisation des bords par excision des parties contuses jusqu'à ce qu'elle soit franchement nette, c'est-à-dire qu'il faut arriver en territoire sain; telles sont les qualités d'un bon débridement. Il doit être poursuivi, en effet, jusqu'au delà de la lésion osseuse, de manière à donner un jour suffisant pour l'exploration du crâne et permettre une trépanation parfois très étendue.

Parfois pour obtenir un bon débridement, mettant bien à nu la surface osseuse lésée, il faudra recourir à des incisions atypiques, telles que incision en H (Obs. 7), en γ (Obs. 10) ou en λ (Obs. 13).

Dans le cas où la lésion du cuir chevelu est tangentielle, que ce soit un sillon ou même un court séton, on incisera suivant le *trajet du projectile*, facilitant ainsi l'excision ultérieure du foyer contus. (Observations 3, 5, 8, 16, 17, 18).

Quel que soit le procédé d'incision adopté il est nécessaire, pour éviter leur mortification et l'infection concomitante, d'*exciser* complètement les lèvres de la plaie, et toutes les parties molles qui peuvent avoir été intéressées par le passage du projectile.

Une fois l'incision pratiquée, les lèvres de la plaie seront bien écartées, donnant ainsi tout le jour nécessaire à l'examen de la zone osseuse lésée. *Une exploration méthodique* nous permettra de reconnaître soit une plaie certainement pénétrante, soit une lésion douteuse des tissus sous-jacents, l'os ne présentant qu'une fissure légère, une simple éraillure, et dans ce cas la table interne est presque toujours lésée; la fracture peut être étoilée, les fragments enfoncés légèrement laissant soupçonner la présence d'esquilles plus ou moins détachées, souvent distantes du foyer.

Parfois nous ne verrons rien d'apparent, mais des signes d'irritation corticale ou de compression cérébrale nous feront songer à une compression du cerveau par un hématome, ou par les fragments de la vitrée fracturée, lésion qui est assez fréquente et due à un redressement de la courbure interne de l'os avec intégrité de la table externe.

Cet examen terminé, la nécessité de la trépanation imposée, il faut procéder à celle-ci. *Quels sont les caractères qu'une bonne trépanation* doit présenter pour nous assurer toutes les chances de succès.

Il est nécessaire qu'elle permette d'effectuer un nettoyage suffisant, qu'elle donne assez de jour sur le cerveau pour pouvoir pratiquer l'esquillectomie souvent difficile en raison des déplacements des fragments. Il faut donc que la trépanation *soit large*, « on oublie trop souvent que dans les plaies petites du crâne l'éclatement de la table interne est toujours beaucoup plus étendu que celui de la table externe ».

Il faut agrandir l'orifice jusqu'en tissu osseux sain, arriver bien au delà des fissures, lorsqu'elles ne sont pas trop longues, jusqu'à ce que l'on trouve la dure-mère intacte. « La trépanation dit Abadie, d'Oran, doit dépasser le bord de la déchirure de la dure-mère d'au moins $\frac{1}{2}$ cm. pour enlever toutes les esquilles de la table interne ; mais il paraît inutile d'enlever jusqu'à la limite même de ces esquilles pourvu que les méninges s'accolent bien à la face profonde d'un os net et à bord régulier ».

A quels instruments doit-on s'adresser de préférence pour trépaner ? Est-ce au ciseau et au marteau, ou bien à la pince-gouge ? On suivra la technique employée avec d'excellents résultats par le docteur Chauvin. « L'os étant dépériosté à la rugine, et la perte de substance osseuse mise à nu, les bords en sont avivés et l'orifice est agrandi à la pince-gouge, jusqu'à ce que l'on découvre largement et surtout le pourtour les méninges saines. Lorsque la perte de substance était trop étroite pour permettre la prise de la pince-gouge, ou lorsque les lésions paraissaient limitées à la table externe, c'est à la fraise plutôt qu'au ciseau et au marteau que je me suis adressé de préférence dans mes trépanations systématiques. »

C'est à ce procédé qu'on aura recours : le plus souvent la brèche osseuse est suffisante pour permettre d'amorcer la régularisation à la pince-gouge, les grands ébranlements répétés produits par le marteau pouvant être nuisibles à ces grands schockés.

Le périoste une fois décollé à la rugine, l'os sera attaqué à la pince-gouge soit directement, soit au préalable avec la fraise. Cette brèche osseuse sera agrandie jusqu'à ce qu'on atteigne une régularisation suffisante du foyer de fracture, et pour certains, comme Velter, jusqu'à ce qu'on arrive en tissu osseux sain. En cas de lésion étendue de la dure-mère, on dépassera celle-ci jusqu'en méninges intactes.

La plaie sera *nettoyée* de tous les caillots et débris divers, ainsi que la perte de substance osseuse ; l'hématome extra-dure-mérien, s'il existe, sera enlevé ; on pratiquera alors l'ablation de toutes les esquilles superficielles en vérifiant si quelques-unes ne sont pas déplacées à distance, glissant entre les méninges et la vitrée.

La trépanation proprement dite terminée, quelle conduite devra-t-on tenir vis-à-vis *des méninges et du foyer cérébral sous-jacent ?* L'inspection des méninges doit nous faire distinguer deux éventualités :

1° La dure-mère peut être intacte ;

2° La dure-mère peut être lésée, légèrement par une esquille, ou bien largement déchirée par le projectile.

Examinons d'abord le cas où nous ne trouvons *aucune lésion de la dure-mère.* Sur ce point, les opinions ont varié.

Au début certains chirurgiens pratiquaient la ponction systématique des méninges au bistouri ; ce procédé fut vite délaissé, jugé dangereux ; dans les cas où l'incision n'était pas nettement indiquée, on créait ainsi une porte d'entrée à l'infection. Les méninges, en effet, constituent contre l'infection une protection sérieuse, sinon absolument efficace, et on observe rarement les gros foyers d'attrition cérébrale sans une dure-mère intacte et animée de pulsations.

Actuellement il est admis qu'il faut *respecter les méninges* lorsqu'elles apparaissent bien nettes avec leur couleur normale et animées de battements. Dans certains cas, cependant, la dure-mère est immobile, tendue, mais de couleur normale : la simple hypertension du liquide céphalo-rachidien qui accompagne fréquemment les lésions crâniennes explique l'absence de battements et elle est justiciable de la ponction lombaire et non de l'incision.

Willems recommande, lorsque sous la dure-mère intacte mais tendue et bombant vers la brèche osseuse on aperçoit par transparence un *hématome* ou qu'on soupçonne *un foyer de contusion cérébrale* appréciable à la coloration bleuâtre, de faire une incision linéaire de la dure-mère et d'évacuer le sang et la bouillie cérébrale.

Il y a, en effet, grand intérêt à supprimer le foyer responsable de la compression, car l'abstention qui abandonne les foyers sous-dure-mériens à la résorption spontanée n'évite pas toujours les accidents tardifs ; la ponction d'un hématome après badigeonnage iodé n'entraîne pas d'infection.

Quelle doit être la conduite à tenir *lorsque les méninges sont lésées* ?

On peut observer divers types de lésions : c'est parfois une *simple piqûre* de la dure-mère embrochée par une pointe d'esquille ; d'autres fois c'est la pénétration des esquilles dans le tissu cérébral au-devant du projectile, qui peut n'avoir pas pénétré lui-même, qui déchire largement la dure-mère. Enfin ce peut-être le projectile lui-même qui arrache et déchiquette la membrane.

Si la lésion de la dure-mère est petite, il y a un gros foyer sous-jacent qu'il faut nettoyer, on agrandira cette ouverture par une incision linéaire et non cruciale, celle-ci ne se prêtant pas aussi bien à une réunion ultérieure.

Lorsque la déchirure est *large*, il importe de réséquer les parties de la dure-mère qui sont effilochées. Dans les deux cas, l'ouverture doit être telle qu'elle donne un jour suffisant sur le cerveau pour en permettre le nettoyage chirurgical.

Ordinairment lorsque la plaie méningée est large, le sang et la bouillie cérébrale se vident spontanément au moment où l'on agrandit la brèche osseuse à la pince-gouge. Mais cette évacuation spontanée ne suffit pas. Il faut explorer du doigt la cavité ainsi creusée dans le cerveau ; on sentira les corps étrangers, esquilles osseuses et fragments de projectiles, et on se rendra compte de l'étendue de la lésion.

Le nettoyage du foyer sous-dure-mérien sera ensuite effectué *à la curette*. On abrasera les parois, ne laissant aucune partie contuse. A ce moment il faudra beaucoup de prudence et de légèreté pour ne pas dépasser les limites que l'on s'est fixées : « L'expérience, dit Willems, a prouvé que l'on peut obtenir fort bien la stérilisation immédiate du cerveau en enlevant prudemment, à la curette, la bouillie cérébrale et les parties contuses. On se rend très bien compte du moment où l'on arrive sur le tissu cérébral sain et où il faut s'arrêter. »

L'esquillectomie sera toujours pratiquée avec le plus de soins possibles : il importe de ne laisser aucun de ces petits fragments osseux, points de départ de suppuration interminable qui, dans les lésions du cerveau, ont un pronostic très grave.

Vis-à-vis des *projectiles inclus* dans le cerveau quelle conduite tiendrons-nous ? Devons-nous nous acharner à faire l'extraction systématique dans tous les cas de projectiles intra-cérébraux ? La marche à suivre diffère suivant les cas.

Lorsqu'ils sont superficiels et facilement atteints, ou que le cathétérisme du trajet fait sentir un projectile peu enfoncé, dont l'extraction ne paraît pas devoir entraîner de délabrement de la substance nerveuse, on doit alors l'extraire. Mais si la recherche de la balle ou de l'éclat est difficile et dangereuse, il faut l'abandonner; on doit se rappeler, en effet, que les petits éclats et surtout les balles sont bien tolérées et ne donnent pas toujours lieu à une réaction de méningo-encéphalite.

Pour résumer, nous donnerons l'opinion du docteur Chauvin. « Lorsque le projectile m'apparut inacessible, dit-il, je ne me suis jamais acharné à sa recherche, bien que j'aie pu à la pince, sous le contrôle de la radioscopie, extraire un éclat d'obus encastré dans les os de la base du crâne, en passant par son orifice d'entrée voisin du vertex. »

Ainsi est terminé le nettoyage chirurgical et l'aseptisation mécanique du foyer cérébral; nous allons maintenant étudier, dans le chapitre suivant, la fermeture de la plaie.

II

Fermeture de la plaie cranio-cérébrale

La suture primitive est évidemment pour les plaies du crâne, comme pour toutes les plaies de guerre, le traitement de choix; mais elle ne peut être admise comme règle absolue et nous étudierons d'abord les avantages de cette méthode, les conditions qu'une bonne réunion immédiate doit remplir, et enfin ses indications.

Nous avons vu dans l'historique du traitement des plaies du crâne que la suture primitive ne fut que tardivement adoptée par la grande majorité des chirurgiens, lorsque l'on connut bien les avantages nombreux qu'elle présentaît. Depuis lors elle est passée à l'ordre du jour. Quels *sont ses avantages?*

a) D'abord la fermeture immédiate de la plaie diminue le danger des infections secondaires toujours à craindre, en établissant une barrière infranchissable aux agents infectieux externes qui sont cause de complications souvent très graves chez les trépanés ; elle évite, de plus, les accidents lointains tels que les abcès cérébraux.

b) De plus la suture primitive assure la rapidité de la cicatrisation autrefois si longue avec la méthode du pansement à ciel ouvert, et diminue la durée du traitement.

c) En fermant complètement la dure-mère nous rendons immédiatement au cerveau son enveloppe protectrice, naturelle, solide et inextensible, qui contiendra ce dernier, et évitera la production d'une hernie cérébrale, atténuera le danger d'adhérence par cicatrisation vicieuse, et l'épilepsie jacksounienne; car la réunion par première intention offre une cicatrice plus souple que celle obtenue par réunion secondaire. Tels sont les principaux avantages du procédé.

Voyons maintenant *les conditions que doit remplir la suture primitive* pour atteindre ce but.

Pour qu'elle soit parfaite, il est nécessaire qu'elle reconstitue la région plan par plan, c'est-à-dire, que non seulement le cuir chevelu soit réuni, mais aussi que le plan sous-jacent, les méninges soient suturées, le plus hermétiquement possible. Cette reconstitution de la dure-mère est assez facile, et peut être pratiquée même si la déchirure est irrégulière, la membrane dilacérée et présente des pertes de substance.

Dans tous les cas, en dehors des grands délabrements fatalement mortels, on peut pratiquer la suture. « La réunion primitive, dit Willems, est la méthode de l'avenir ; mais, je crois, qu'il faut la faire porter autant que possible sur la dure-mère et le cuir chevelu. On constate d'ailleurs que la suture de la dure-mère est possible même dans des cas où, à première vue, la destruction de la membrane paraît trop étendue pour en permettre le rapprochement. »

L'état de la dure-mère est seul à considérer à mon avis, et nous ne tenons aucun compte de l'étendue et de la profondeur de la lésion cérébrale.

Mais dans le cas ou le foyer sous-jacent, après évacuation, reste suspect lorsque la formation d'une collection sanguine est à craindre, il faut drainer pour éviter les complications qui pourraient résulter du fait de la fermeture hermétique sur un foyer incomplètement aseptique.

La *nécessité du drainage* a été diversement discutée et certains drainent à la moindre apparence suspecte, d'autres s'abstiennent presquel toujours; nous croyons, avec le docteur Chauvin, qu'il est bon de drainer les plaies profondes, et celles suspectes de pouvoir être infectées ; on pourra utiliser comme drain le tube de caoutchouc, que certains remplacent par un faisceau de crins de Florence.

Dans quel cas doit-on pratiquer la suture primitive des plaies cranio-cérébrales ? Quelles en *sont les indications ?*

a) Lorsque la plaie est *non pénétrante et la fracture incomplète* c'est-à-dire lorsque seule la tabe externe et une partie du diploé sont lésées par un sillon, la réunion primitive du cuir chevelu est toujours indiquée, sa grande irrigation est une condition très favorable à la réunion par première intention. Seule la suture, par un surjet au catgut, peut assurer l'hémostase de ces téguments si vascularisés.

b) Lorsque la *fracture est complète* et que l'on trouve une dure-mère *intacte* et d'aspect normal, la suture du cuir chevelu s'impose.

Mais si avec des méninges intactes on constate une coloration violacée, pas de pulsations, il faut soupçonner un hématome sous-dure-mérien, et après incision, évacuation, terminer par une suture hermétique de la dure-mère, suivie de celle des téguments.

c) L'enveloppe du cerveau est-elle *déchirée* et la plaie pénétante ? Après désinfection mécanique et ablation des corps étrangers, suture primitive des méninges laissant passer un drain, et enfin réunion du cuir chevelu.

Les seules contre-indications de la suture primitive des plaies de la tête, lésions du cuir chevelu et fractures du crâne avec ou sans intégrité des méninges sont la perte de substance trop étendue des téguments et l'état général trop grave du blessé. En effet Willems, sur 57 blessés du crâne, ne trouve que 46 opérables et 31 fois seulement il put pratiquer une suture complète.

Après avoir ainsi posé les indications et les contre-indications de la suture immédiate, il nous reste à étudier *la technique particulière* à chacun des cas que nous avons énumérés ci-dessus :

1° *Fractures incomplètes* n'intéressant que la table externe sans atteindre la vitrée. (Obs. 1.) Après trépanation partielle de l'os qui n'arrive pas à la table externe, simple lavage à l'éther et suture des lèvres de la plaie cutanée préalablement excisées ;

2° *Fractures complètes, plaies non pénétrantes.* La brèche osseuse agrandie laisse voir des méninges intactes et de couleur normale avec des battements. Pratiquer l'ablation des esquilles et des caillots; lavage à l'éther de la dure-mère et suture du cuir chevelu sans aucun drainage, les méninges étant respectées. La suture sera faite par un surjet au catgut qui aura le grand avantage d'assurer une hémostase parfaite des téguments. (Obs. 2, 3, 4). Si la plaie est infectée comme dans l'observation 9, pratiquer la suture sur un drain ;

Lorsque la dure-mère est intacte, bleuâtre, tendue, bombant même et sans battements, une hématome sous-dure-mérien est probable. Après incision des méninges, curettage du foyer, refermer les méninges et ensuite terminer par un surjet hémostatique la suture du cuir chevelu sur un drain ;

3° *Fractures avec lésion de la dure-mère et destruction de matière cérébrale.* Après régularisation de la plaie méningée souvent déchiquetée, curettage léger et prudent de la cavité accidentellement creusée, abrasion des parois anfractieuses et irrégulières, on peut être assuré d'avoir obtenu une aseptisation suffisante. Il faut toujours craindre une infection possible qui peut se produire malgré les soins apportés à la désinfection mécanique, et il peut se produire ainsi une hernie cérébrale ou un abcès. Cette éventualité très rare pourtant a été observée par Willems, qui compte sur 31 cas une hernie et un abcès.

Mais, d'autre part, le foyer cérébral nettoyé et asséché à la compresse ne va pas rester ainsi, il se produit, en général, comme chaque fois qu'il y a perte de substance d'un tissu, une exsudation; et ce *suintement sanguin* d'abondance variable peut persister assez longtemps. Cette collection sanguine possible, bien que n'étant pas en contact avec des débris contus et des corps étrangers, peut, néammoins, comme le fait justement remarquer le docteur Chauvin, donner par ses transformations ultérieures, sinon des troubles divers d'irritation, du moins préparer un excellent milieu de culture pour le développement de quelques germes échappés au nettoyage chirurgical.

Pour éviter les complication qui pourraient survenir de ce fait, il importe de remplir deux *indications* :

a) Faciliter l'évacuation du suintement sanguin qui est la conséquence fatale du curettage du foyer cérébral, l'hémostase de la tranche abrasée étant impossible, et empêcher la formation d'un hématome secondaire par rétention ;

b) Assurer l'écoulement des sérosités qui peuvent se produire dans le cas où la désinfection n'aurait pu être parfaite, et où il existerait une réaction inflammatoire.

C'est par un *drainage approprié* aux différents cas que l'on remplira ces indications.

Dans les foyers sous-dure-mériens peu volumineux, superficiels et facilement accessibles, où on a pu très facilement assurer une aseptisation chirurgicale parfaite, il n'y a pas lieu de craindre une infection et le seul but du drainage sera l'évacuation du sang épanché.

Dans 6 cas, le docteur Chauvin a disposé un drain superficiel ne pénétrant pas dans le cerveau ; dans les cas des observations 5, 8 et 10, le drain était placé longitudinalement dans la plaie et la suture était faite sur ce drain par un surjet hémostatique ; il ressortait à chacune des extrémités de l'incision. Dans les observations 6, 7, 11, il était disposé transversalement sous le pédicule du lambeau cutané, la suture du lambeau étant aussitôt effectuée par un surjet au catgut.

La *durée* de ce drainage doit être courte, puisqu'il n'a en vue que l'écoulement sanguin qui dure peu ; en principe, le retirer le 3e jour. Le docteur Chauvin a toujours vu le drain donner un suintement sanguin, preuve de son utilité. Tous les blessés ont guéri parfaitement, la cicatrisation a été aussi rapide que s'il n'y avait pas eu de drain.

Si la lésion cérébrale est profonde, il est difficile d'aller nettoyer comme il le conviendrait, un trajet anfractueux ; le curettage des parties contuses est dangereux, car il est tout à fait aveugle. Il faut drainer non plus en dessous des téguments, mais faire pénétrer le drain profondément dans la lésion, comme dans les observations 11, 12 13, 14, 15. Ce drain sera enlevé dès que tout danger d'infection aura disparu, c'est-à-dire vers le 3e ou le 5e jour.

La nécessité du drainage est bien établie pour les plaies pénétrantes. Cette mesure de sûreté a toujours donné les meilleurs résultats. Sur 4 cas traités de cette façon, le docteur Chauvin obtint 3 guérisons, les blessés furent évacués cicatrisés, le quatrième mourut 34 heures après l'opération sans être sorti du coma. Sa mort, d'ailleurs ne paraît pas devoir être imputée à la méthode. (Obs. 15.)

4° *Plaies pénétrantes avec projectiles inclus*. « Dans le cas où un projectile intra-cérébral ne se prête pas à l'extirpation soit par suite de ses petites dimensions, soit par suite de son siège, qui le rend trop difficilement accessible et que nous sommes obligés de l'abandonner en place, nous nous comporterons comme si le projectile n'existait pas, et nous fermerons hermétiquement la dure-mère après traitement de la plaie cérébrale. » Cette opinion de Willems est par trop absolue, et il est des cas où les corps étrangers métalliques ne sont pas toujours tolérés sans réaction.

Il faut alors, dans ce cas, adopter la conduite du docteur Chauvin, plus prudente : rabattre et suturer le lambeau cutané après réunion de la dure-mère si possible, laisser un drain plongeant profondément dans le foyer, dans le trajet et la direction du projectile. Il importe alors de laisser ce drain *très longtemps* jusqu'à assurance que le corps étranger est bien toléré. Ainsi le blessé de l'observation 14 fut évacué le 23e jour en parfait état avec un drain;

5° *Plaies pénétrantes avec lésions vasculaires*. Les lésions vasculaires sont fréquentes dans les plaies pénétrantes soit qu'elles intéressent les artères méningées, les artérioles cérébrales profondes ou les sinus énormes de la dure-mère.

En présence de ces hémorragies abondantes, il faut au plutôt réaliser l'hémostase. Celle-ci, plus que partout ailleurs, est difficile. Les artérioles profondes sont péniblement pincées et impossibles à lier. Les sinus dé la dure-mère ne le sont pas davantage ; seules les artères méningées sont susceptibles de ligature. Dans tous les autres cas on aura recours, après traitement du foyer, *au tamponnement serré* à la gaze, qui sera longtemps laissé en place.

La suture primitive totale est ici impossible. En effet on ne peut réparer la brèche des méninges ; on se bornera à suturer le cuir chevelu par-dessus le tamponnement ; cette suture maintiendra la compression hémostatique, l'extrémité de la mèche de gaze émergeant à l'une des extrémités de la suture.

On tentera de retirer le tampon le 3e jour après l'avoir imbibé d'eau oxygénée. Si l'hémorragie se renouvelait, refaire un nouveau tamponnement qu'on laissera en place 3 jours. (Obs. 18.) Les bons résultats de cette méthode ont toujours été constatés, et l'hémorragie abondante des sinus était assez facilement arrêtée. Dans 3 cas opérés par le docteur Chauvin, une blessure d'un artériole profonde et 2 blessures des sinus, l'hémostase a été parfaite.

III

Résultats obtenus par l'application du procédé de la suture primitive

La méthode de la réunion immédiate dans les plaies cranio-cérébrales entra dans les derniers temps de la guerre dans la pratique courante, après celle de la fermeture primitive des plaies des parties molles et des plaies articulaires. L'application de ce procédé amena une diminution très sensible du taux de la mortalité, jusqu'alors considérablement trop élevé.

D'une manière générale on observe une cicatrisation très rapide, le plus souvent sans suppuration; les accidents tardifs si redoutés ont diminué de fréquence, et l'on constate la rareté des phénomènes méningés, des abcès cérébraux, de la hernie cérébrale et de l'épilepsie jacksonnienne, complications si communes avec le procédé du pansement à ciel ouvert.

Dans les cas très rares où on les observe, ces accidents n'ont par leur gravité coutumière et le plus souvent régressent au bout de quelques jours.

Nous citerons les résultats obtenus par quelques auteurs. MM. Willems et Albert donnent dans leur communication, de janvier 1918, la statistique suivante :

1° *Fracture avec dure-mère normale*, 14 cas :

6 avec mèche laissée 24 heures entre 2 points de suture;

8 sans mèche, tous guérissent sans complication par première intention ;

2° *Fracture avec dure-mère intacte*, mais avec lésion sous-dure-mérienne, 11 cas dont 7 avec hématome :

6 guérissent par première intention;

- 1 décès le deuxième jour, à l'autopsie on trouve l'éclatement d'un rein et de la râte;

4 avec hématome et contusion cérébrale, 4 guérisons *per priman* ;

3° *Fracture avec dure-mère ouverte* et destruction de matière cérébrale, 13 cas, qui se décomposent en:

a) 8 cas : suture de la dure-mère et suture du cuir chevelu pratiquée, 4 avec drain, 4 sans drain, tous guéris;

b) 5 cas ; pas de suture de la dure-mère, suture du cuir chevelu seule, 3 avec projectiles inclus, 2 sans projectile, tous guéris.

MM. Gross et Houdart avaient déjà fait connaître, en 1917, une diminution de la mortalité de 56 % à 38 % dans leur communication de juin. Le 5 décembre, de la même année, ils donnent les chiffres suivants :

Sur 112 plaies craniennes avec intégrité de la dure-mère, toutes suturées, 105 guérisons, 7 morts, dont la cause était certainement une lésion sous-dure-mérienne considérabe ;

Sur 64 cas de plaies cranio-cérébrales suturées, 43 guérisons, 21 morts. Donc mortalité de 33 %.

Le docteur Chauvin a obtenu dans les 18 cas dont nous donnons les observations :

13 cicatrisations par première intention;

1 cicatrisé évacué avec 1 drain;

1 évacué en bonne voie de guérison;

1 est mort et 2 ont été perdus de vue précocement.

A propos des excellents résultats des interventions dont les observations suivent, le docteur Chauvin fait remarquer que les observations qui lui manquent sont précisément celles qu'il n'a pu recueillir dans la bousculade d'un centre d'intransportables à l'armée Mangin. Les cas rapportés, observés dans des formations plus éloignées du front et où n'arrivent pas les « Morituris », lui ont fourni une statistique qui pourrait, sans cet avertissement, paraître anormalement brillante ».

A l'appui de la technique de l'opération des plaies cranio-cérébrales fermées par la suture primitive, nous publions ci-après 18 observations que le docteur Chauvin a bien voulu nous communiquer.

Elles se décomposent en :

5 cas de fracture avec dure-mère intacte;

6 cas de fracture avec lésion de la dure-mère et drainage superficiel ;

4 cas de fracture avec drainage profond dont 1 avec éclat inclu :

3 cas de fracture avec lésion vasculaire.

Observation I

Corentin F., sergent au 93ᵉ d'infanterie, est apporté, le 30 octobre 1918, présentant trois blessures par balle, une au coude, une au genou, une au crâne.

Au niveau du crâne, un fragment de balle est venu frapper le frontal, à gauche, près de son union avec le pariétal. Plaie *minime du tégument*, aucun signe cérébral. Le projectile, resté *inclus*, est senti au contact de l'os.

Débridement de la plaie dont les lèvres *sont excisées*, mise à nu de l'os qui est légèrement enfoncé par le projectile demeuré inclus dans une loge de la table externe. Cette loge agrandie à la *gouge* et au *marteau* est nettoyée. On creuse jusqu'à la table interne qui est intacte et que l'on ouvre pas. Lavage à l'éther. Suture primitive.

Réunion « *per primam* ».

Observation II

L..., soldat au 416e d'infanterie, blessé, le 29 août 1918, par un éclat d'obus à la tête, est vu et opéré le 30.

L'éclat d'obus, entré à la région occipitale gauche, à un travers de doigt en dehors de la ligne médiane, à la hauteur de la protubérance occipitale, est perceptible à la palpation à travers les téguments. Aucun signe cérébral.

Taille *d'un lambeau* à *pédicule inférieur*, qui est rabattu, mettant à nu le squelette. La plaie est excisée au centre du lambeau et refermée par quelques crins. L'éclat, gros comme une noix, a *effondré la boîte* cranienne sans y pénétrer et est demeuré dans le foyer de fracture. On l'extrait ; régularisation de la perte de substance osseuse. Les méninges intactes sont respectées. Lavage à l'éther, suture complète par un surjet hémostatique au catgut.

Suites parfaites. Le blessé est évacué cicatrisé, le 14e jour.

Observation III

Marcel A..., soldat au 124° d'infanterie, blessé au crâne, le 1ᵉʳ novembre 1918 à 6 heures, par une balle, est vu et opéré le 2 à minuit 35.

Il présente, à la région pariétale droite, un *séton antéro-postérieur*, à court trajet ; les orifices d'entrée et de sortie sont écortés de 5 centimètres. *Monoplégie brachiale gauche.*

On *débride le séton,* prolongeant l'incision au delà des orifices, le trajet du projectile est incisé ; l'os est mis a nu. La table externe est à peine *éraillée.* On trépane, cependant, et on trouve de nombreuses esquilles de la table interne sans lésion des méninges. La dure-mère est tendue et ne bat qu'imperceptiblement. On ne l'incise pas, cependant. Lavage à l'éther et suture par un surjet hémostatique, sans drainage. Suites parfaites.

Le 9 novembre, pansement. Etat parfait. Le blessé peut esquisser quelques mouvements légers avec le membre paralysé.

Le 11 novembre, on enlève les fils : cicatrisation parfaite.

Le 13 novembre, les mouvements des doigts reparaissent, mais sans force.

Le 19 novembre, le blessé est évacué. Il peut boire avec sa main gauche, mais il subsiste encore une légère parésie.

Observation IV

Jean B..., fusilier marin, blessé au front, le 7 avril 1918, à 20 heures, est vu et opéré le 9 à 17 h. 50.

Petite plaie de la région frontale gauche, au-dessus de la bosse frontale. L'éclat d'obus est resté inclus, incrusté dans la table externe effondrée, aucun signe cérébral.

Lambeau à pédicule inférieur. Excision de la plaie à son centre et suture, mise à nu du squelette. La table externe est enfoncée. On trépane et on trouve une volumineuse esquille de la table interne qui, glissant en haut et en dehors, s'est insinuée entre la boîte osseuse et les méninges intactes. Régularisation à la pince-gouge ; lavage à l'éther. Suture sans drainage.

Les suites sont parfaites. Le blessé n'a jamais fait de température et est évacué, absolument cicatrisé et guéri le 28 juin.

Observation V

Alfred H..., soldat au 22ᵉ régiment d'infanterie, est blessé, le 1ᵉʳ octobre 1918, à 16 h., par une balle, il est opéré le 5 seulement à 20 h. 15.

Il présente un séton antéro-postérieur à court trajet de la région pariéto-occipitale droite, les orifices d'entrée punctiforme et de sortie (grandeur d'une pièce de 0 fr. 50) sont distants de 4 centimètres.

Incision dans la direction du trajet, prolongée au delà des orifices. *Résection du séton*, mise à nu de l'os. Le choc tangentiel du projectile a brisé la boîte cranienne et projeté dans la pulpe cérébrale une seule esquille volumineuse (pièce de 2 fr). *Régularisation* de la brèche osseuse à la pince-gouge jusqu'aux méninges saines. On vide un volumineux hématome cérébral, l'unique esquille est extraite, le foyer d'attrition nettoyé. *Suture sur un drain* qui suit l'incision et ressort à ses deux extrémités.

Le 6, la température rectale est 37°,6, elle tombe dès le lendemain à 37° pour ne plus remonter. Suites parfaites.

- Le drain est précocement retiré.

Le 17, le blessé est évacué en parfait état.

Observation VI

Charles M..., artilleur, du 17ᵉ d'artillerie de campagne. Blessé, le 30 septembre 1918, à 9 heures du matin, est vu et opéré le 2 octobre à 21 heures.

Il présente, dans la région pariétale droite, une plaie par éclat d'obus, le projectile est resté *inclus*.

On taille un *lambeau* à pédicule inférieur, qui comprend la plaie à son centre, les lèvres de cette plaie sont résèquées et suturées. La boîte cranienne étant mise à nu on se trouve en présence d'une *perte de substance* osseuse grosse comme une pièce de 1 fr. L'éclat est dans le foyer de fracture. Il est extrait. Régularisation de la fracture dont on abrase les bords à la pince-gouge jusqu'en méninges saines.

Régularisation des lèvres de la plaie méningée, déchiquetée, on vide le foyer intra-cérébral de son contenu : esquilles, sang, pulpe cérébrale. Le lambeau cutané est ensuite rabattu et suturé par un surjet hémostatique, un drain, transversalement disposé, passe sous son pédicule sans pénétrer dans le cerveau. Suites parfaites.

Le 6, on enlève le drain.

Le 16, le blessé, cicatrisé, est évacué. La température n'a jamais dépassé 37°2.

Observation VII

Joseph J..., soldat au 269ᵉ d'infanterie américaine, blessé, le 27 septembre 1918, est vu et opéré le 28 septembre à 4 h. du matin.

A son entrée il présente une large plaie en sillon transversal creusé par un éclat d'obus à la région fronto-pariétale médiane. Aphasie et hémiplégie droite.

On excise les lèvres du sillon légèrement prolongé et l'on branche perpendiculairement sur lui à ses deux extrémités deux incisions en H et on découvre la lésion osseuse large de 2 cm., longue de 5 cm. La brèche cranienne est agrandie à la pince-gouge jusqu'en méninge saine. La dure-mère est largement intéressée, le lobe frontal gauche est occupé par un gros foyer d'attrition cérébrale dans lequel on trouve des esquilles. Le foyer est vidé, les esquilles sont extraites. Un petit drain transversal, ne pénétrant pas dans le cerveau, est mis en place sous le lambeau cutané inférieur. Suture par un surjet hémostatique après lavage à l'éther.

Le 29, l'aphasie a rétrocédé, T = 37°, 37°5.

Le 2 octobre, l'hémiplégie s'atténue, quelques mouvements du bras sont possibles, on enlève le drain.

Le 4 octobre, l'hémiplégie a rétrocédé entièrement.

Le 10 octobre, le blessé est évacué par ordre. Sa plaie est entièrement cicatrisée.

OBSERVATION VIII

Thomas E..., 2e cl. 403e d'infanterie, blessé, le 3 octobre 1918, par une balle au crâne, est vu et opéré le 4 à 7 h. 15.

A son entrée il présente un séton antéro-postérieur de la région pariéto-occipitale gauche par balle, les orifices sont distants de trois travers de doigt. Coma.

Incision dans le sens du séton, dépassant largement les deux orifices d'entrée et de sortie. Excision du trajet. L'os mis à nu présente un sillon de 4 centimètres produit par le choc tangentiel du projectile, qui n'a pas pénétré la boîte cranienne.

Par contre les deux tables de l'os sont éclatées et de nombreuses esquilles sont projetées dans le lobe pariétal gauche, à sa partie postérieure. Régularisation de la brèche osseuse à la pince-gouge jusqu'en méninges saines.

Nettoyage du foyer cérébral d'où l'on extrait des esquilles, de la pulpe cérébrale et du sang. Un drain est disposé longitudinalement dans le sens de la plaie, non pénétrant, ressortant à ses deux extrémités. Sutures par un surjet hémostatique.

Suites parfaites. Le coma se dissipe dans la journée. Le 6, apparaissent des crises d'épilepsie jacksonnienne qui se reproduisent rares pendant 3 jours.

Le 10, on enlève le drain, état parfait.

Le 16, le blessé est évacué cicatrisé, pas de céphalée, pas de paralysie, aphasie relative, le blessé ne peut prononcer que les monosyllabes.

Observation IX

Eugène D..., soldat au 102ᵉ d'infanterie, est blessé à la tête, le 8 octobre 1918, à 6 heures, par un éclat d'obus, est vu et opéré le même jour à 17 heures.

Une plaie des dimensions d'une pièce de 1 fr. occupe la région occipitale gauche, la radio ne signale aucun projectile inclus, mais le stylet décèle une irrégularité de la surface osseuse.

Débridement des parties molles. Résection des lèvres de la plaie mise à nu de la paroi osseuse. La table externe présente une *éraillure* légère, en coup d'ongles. Nous nous décidons cependant à intervenir, et la trépanation nous permet d'extraire une esquille volumineuse, large comme une pièce de 2 fr. qui, glissant en arrière et en dedans, s'est insinuée entre la dure-mère et la table interne. Les *méninges sont intactes.*

Lavage à l'éther. La plaie étant infectée (elle contient quoique récente un pus fétide) la suture hémostatique est pratiquée sur un *drain.*

Le 9, la température monte à 39°, elle baisse progressivement le jour suivant.

Le 16, on enlève le drain qui ne donne plus, la réunion est parfaite.

Le 22 le blessé est évacué en parfait état.

OBSERVATION X

Marcel L..., soldat au 22e d'infanterie, blessé, le 3 octobre 1918, à 6 h. du matin, est vu et opéré le 4 à 2 h. du matin, soit 22 h. après sa blessure.

A son entrée le blessé présente dans la région paramédiane gauche, une plaie un peu plus large qu'une pièce de 2 fr. produite par un très volumineux éclat d'obus qui n'a pu pénétrer.

Incision en Y comprenant l'orifice au centre des 3 branches.

Résection de la plaie mise à nu de la boîte osseuse, on agrandit la perte de substance osseuse à la pince-gouge jusqu'en méninges saines; et on explore le cerveau qui contient dans un volumineux foyer d'attrition, des esquilles nombreuses et du sang. Nettoyage soigneux. Suture par un surjet hémostatique sur un drain transversal qui ne pénètre pas dans le cerveau.

Pendant 3 jours, température élevée 39°-38°,7-38°5 le soir le drain a donné, le pansement est renouvelé.

Le 4e jour, la température tombe à 37° et ne remonte plus.

Le 14e le drain est retiré ; la plaie est parfaitement réunie.

Le 13, le blessé part en parfait état, l'orifice de sortie du drain n'est pas encore cicatrisé, mais ne donne aucun écoulement.

Observation XI

Antoine B..., soldat au 61e régiment d'infanterie, blessé par une balle au front, le 31 mars 1918, à 14 heures, est vu et opéré le 1er avril à 8 h. 30.

La balle s'est creusée dans la région fronto-pariétale un séton à court trajet. L'écartement entre les orifices d'entrée et de sortie, tous deux punctiformes, est de 5 cm. environ. Nous traçons un lambeau à pédicule sus-orbitaire ; le trajet du projectile est soigneusement incisé ; un des orifices est suturé. La perte de substance osseuse est régularisée à la pince-gouge jusu'en méninges saines. Le foyer cérébral est vidé de son esquille et de ses caillots et nettoyé à la curette. Un drain est laissé en place, ressortant au centre du lambeau par l'orifice d'entrée du projectile. Suture du lambeau par un surjet hémostatique. Le 3 avril, pansement. Etat parfait, le drain est retiré ; le 27e jour, le blessé est évacué cicatrisé et en parfait état.

Observation XII

Armand H..., soldat au 106ᵉ régiment d'infanterie, blessé par un éclat d'obus au crâne, le 27 mars au soir, est vu et opéré le 30 1918, à 9 h. 30.

Demi-comateux à son arrivée, le blessé présente un court sillon de la région pariéto-occipitale gauche, avec issue de la matière cérébrale. Nous traçons un large lambeau comprenant à son centre la plaie dont les lèvres sont incisées. Mise à nu de la boîte cranienne, régularisation de la perte de substance à la pince-gouge jusu'en méninges saines. Nettoyage du foyer cérébral, qui contient du sang et des esquilles. Un drain plongeant dans le foyer ressort par la plaie des téguments. Le lambeau est réappliqué par un surjet hémostatique.

Le blessé sort rapidement du coma, mais reste hémiplégique. Suites parfaites.

Le drain est retiré le 7ᵉ jour.

Le blessé sort le 26 juin, en parfait état.

Observation XIII

Henri B..., 19ᵉ d'infanterie, est vu et opéré le 28 septembre 1918 à 14 heures.

A l'entrée le blessé, dans le coma absolu, avec un pouls à 48, mauvais, est laissé par les diverses équipes qui se succèdent ; quand nous prenons notre tour de service, nous décidons d'intervenir.

Un long séton, paramédian, de direction antéro-postérieure, a son orifice d'entrée punctiforme dans la région pariétale moyenne à gauche de la ligne médiane. Incision en λ, débutant à l'orifice d'entrée et circonscrivant entre ses deux branches l'orifice de sortie au centre du lambeau triangulaire. Une longue brèche osseuse retrécit les orifices d'entrée et de sortie, on la régularise à la pince-gouge jusqu'en méninges saines. On vide un volumineux foyer d'attrition cérébrale, distendu par un hématome. Les lèvres de l'incision sont suturées par un surjet hémostatique, un drain pénétrant par l'orifice de sortie du projectile *plonge dans le foyer cérébral*. Les lèvres de cet orifice ont été réséquées et cautérisées à l'iode.

Après l'opération le pouls est déjà meilleur, à 88, et le blessé, sorti du coma, répond aux questions qui lui sont posées.

Le 29, débutent des crises d'épilepsie jacksonnienne qui, répétées au nombre de 5 à 7 par jour, se continuent jusqu'au 3 octobre pour disparaître le 7 définitivement.

Le 5, le drain est enlevé.

Le 17, le blessé est évacué cicatrisé entièrement, la température n'a pas dépassé 38°.

Observation XIV

Louis M..., soldat au 244ᵉ d'infanterie, blessé le 31 mars 1918 à 15 heures, est vu et opéré le 1ᵉʳ avril à 10 heures.

Il présente à son arrivée une plaie pénétrante de la région pariétale gauche par éclat d'obus. L'éclat est resté inclus dans le cerveau.

Nous traçons un lambeau cutané à pédicule inférieur, les lèvres de la plaie sont réséquées et cautérisées à l'iode. La paroi osseuse est découverte à la rugine, la brèche est agrandie et régularisée à la pince-gouge jusqu'aux méninges saines. Le foyer cérébral est, autant que possible, nettoyé et vidé de ses esquilles et de ses caillots mais le projectile ne peut être découvert ni extrait.

Un drain est laissé dans le foyer, sortant par la plaie au centre du lambeau qui est réappliqué et suturé par un surjet hémostatique.

Suites parfaites.

Le blessé est évacué apyrétique avec son drain le 23 juin.

Observation XV

X..., entré dans le coma, est opéré, le 6 avril 1918, pour une plaie pénétrante du crâne.

L'éclat d'obus a pénétré dans la région fronto-pariétale gauche. Le malade est dans le coma absolu.

L'orifice d'entrée, incisé est circonscrit par une large incision en fer à cheval détachant un lambeau à pédicule inférieur. La perte de substance osseuse des dimensions d'une pièce de 2 fr., est régularisée et agrandie jusqu'aux méninges saines. Le doigt explorant le foyer intra-cranien suit le trajet du projectile jusque sur la base du crâne, en avant et à gauche de la selle turcique ; on ne peut atteindre l'éclat d'obus. Nous vidons un volumineux foyer intra-cérébral de ses caillots et de ses esquilles. Un drain est laissé dans la plaie ressortant par l'orifice d'entrée du projectile et le lambeau est réappliqué suturé par un surjet hémostatique. Le malade, après l'intervention, paraît recouvrer partiellement sa sensibilité et réagit aux excitations fortes, mais il ne sort par du coma et *meurt* 3 heures après l'opération.

OBSERVATION XVI

BREGEOT Louis, soldat au 132e régiment d'infanterie, plaie au crâne par une balle, le 29 mars 1918 à 18 heures, est vu et opéré le 30 à 10 h. 30.

Le projectile a creusé dans la région temporale un sillon vertical avec issue de matière cérébrale. La plaie est longue de 6 centimètres environ.

Résection des bords de la plaie, que l'on agrandit vers le haut. La paroi osseuse est mise à nu à la rugine, régularisation du foyer de fracture à la pince-gouge jusqu'en méninges saines. Un foyer cérébral assez volumineux est vidé de ses esquilles et de ses caillots. Une petite artère, en plein parenchyme cérébral, saigne et ne peut être pincée. Nous tamponnons la plaie avec une mèche de gaze et suturons les téguments par dessus.

Le troisième jour, le tamponnement est retiré, l'hémotase est bonne. Le blessé est ensuite perdu de vue.

Observation XVII

Caporal D..., 8e génie, blessé, par un éclat d'obus au crâne le 29 mai à 22 h. 30.

Entré demi-comateux, avec contracture tonique des deux membres supérieurs. Au niveau du vertex, on trouve un séton à court trajet, transversal et médian.

Incision du séton dont les lèvres sont réséquées. On agrandit la plaie cutanée et on met à nu le squelette. Un sillon creusé dans l'os par le projectile et agrandi à la pince-gouge. Brusquement, un hématome volumineux intra-cérébral se vide par un orifice étroit de la dure-mère, et une plaie du sinus donne abondamment. On nettoie rapidement le foyer cérébral de ses esquilles et on tamponne à la gaze. Les téguments sont réunis sur la compresse pour assurer l'hémostase.

Le blessé sort du coma peu après l'intervention. Les deux membres supérieurs, contracturés avant l'intervention, présentent une paralysie flasque.

Le 1er juin, on enlève le tamponnement, hémostase parfait. Bon état.

Le 3 juin, nous devons quitter le blessé dont le sort ultérieur nous est inconnu.

OBSERVATION XVIII

René B..., soldat au 103ᵉ d'infanterie, blessé au crâne, le 8 octobre 1918 à 7 heures par balle, est vu et opéré le 9 à 10 h. 15.

Le blessé présente un séton oblique, à court trajet de la région occipitale droite, à peu près sur la ligne médiane. Les orifices d'entrée et de sortie, tous deux étroits, sont distants de 3 centimètres environ. A la pression on sent un enfoncement osseux.

Incision suivant le trajet du projectile prolongé au delà des orifices d'entrée et de sortie, résection du séton. Mise à nu de la paroi osseuse. Celle-ci, sous l'influence du choc tangentiel, a éclaté, des esquilles ont été projetées dans le cerveau. La lésion est exactement médiane. Le sinus longitudinal est sectionné ; nous arrivons malgré l'hémorragie abondante, à régulariser, à la pince-gouge, la perte de substance osseuse.

Dès lors, notre aide maintenant l'hémostase par un tamponnement localisé, nous explorons le foyer cérébral qui contient des esquilles nombreuses, quelques-unes projetées jusqu'à 5 centimètres de profondeur dans le lobe occipital. Le nettoyage étant effectué, la plaie est tamponnée avec des compresses de gaze et les téguments sont suturés par-dessus de façon à bien maintenir la compression.

Le 11, pansement, on tente de retirer la mèche, mais l'hémorragie se reproduit et l'on doit refaire un tamponnement qui est laissé en place 3 jours.

Le 14, pansement, l'hémorragie est arrêtée, on retire la gaze mais on laisse la plaie partiellement béante.

Le 16, nous laissons le blessé que nous avons eu l'occasion de revoir tardivement : la plaie a évolué de façon parfaite, mais il conserve une hémiplégie presque complète.

CONCLUSIONS

De l'étude que nous avons exposée dans ces différents chapitres nous pouvons tirer les enseignements suivants :

D'abord *au point de vue de l'intervention* et de la qualité de celle-ci, nous concluons :

1° *Nécessité de trépaner systématiquement* toutes les plaies du crâne, aussi bien celles qui minimes d'apparence au cuir chevelu et sur la boîte osseuse laissent douter d'une lésion cérébrale, que les blessures graves paraissant dépasser les ressources d'une thérapeutique chirurgicale ;

2° *Nécessité d'opérer d'urgence*, c'est-à-dire d'intervenir le plus tôt possible après la blessure ;

3° *Opérer largement*. Il faut se donner beaucoup de jour pour assurer une exploration parfaite. Donc :

a) Du côté du cuir chevelu : incision en lambeau autour de la plaie lorsqu'elle est petite.

Incision linéaire et débridement dans les cas de sillon et de séton.

Simple débridement si la plaie cutanée est trop vaste, et excision des bords ;

b) Du côté de l'os : agrandir et régulariser à la pince-gouge la brèche osseuse jusqu'en méninges saines ;

c) Du côté de la dure-mère : inciser la dure-mère lorsqu'il y a un foyer sous-jacent; si elle est déjà ouverte, en régulariser les bords ;

4° *Pratiquer un nettoyoge mécanique*, à la curette, de tout le foyer cérébral ; extraire les esquilles, les projectiles accessibles, les tissus contus et la pulpe nerveuse diffluente. Ne pas s'obstiner, primitivement du moins, à la recherche d'un petit éclat profondément situé qui sera, le plus souvent, bien toléré ;

Au point de vue de la fermeture de la plaie, notre conclusion est : *suture primitive dans tous les cas où l'étendue des lésions le permet*, avec les modalités suivantes :

1° Suture complète du cuir chevelu sans drainage des plaies du crâne *sans ouverture des méninges* ;

2° Suture plan par plan de la dure-mère et du cuir chevelu, en laissant un drain non pénétrant pendant 3 jours, dans *les cas de foyers sous-dure-mérien* ; ce drain évacuera le sang qui suinte dans la plaie cérébrale et serait susceptible par sa rétention, de donner lieu à des troubles ultérieurs irritatifs, sinon infectieux ;

3° Suture dans les cas de *foyers profonds*, ou le *projectile resté inclus*, en laissant de 3 à 5 jours un drain plongeant dans l'intérieur du cerveau ;

4° Dans les cas de lésions vasculaires avec ouverture des sinus ou lésion d'une artère cérébrale profonde, tamponnement serré avec une mèche de gaze, et suture par-dessus, en laissant émerger l'extrémité de la mèche.

BIBLIOGRAPHIE

ABADIE D'ORAN. — Quelques considérations sur les plaies du crâne. (*Presse Médicale*, 25 septembre 1916.)

ARNAUD. — Considérations sur le traitement des coups de feu du crâne. (*Réunion médico-chirurgicale de la Xe armée*, 25 novembre 1915.)

Maurice CAZIN. — (*Société des chirurgiens de Paris*, 26 février 1915).

E. CHAUVIN. — Quelques considérations sur la suture primitive des plaies cranio-cérébrales à propos de 18 cas personnels. (*Progrès Médical* 1919.)

CUNÉO. — Traitement préventif des plaies pénétrantes du crâne. (*Presse Médicale*, 6 juillet 1916.)

LEFUR. — (*Société des chirurgiens de Paris*), 26 février 1915.

GROSS et HOUDART. — Traitement immédiat des plaies de la tête, leur suture. (*Société de chirurgie*, 30 mai 1917.)

GROSS et HOUDART. — La suture des plaies cranio cérébrales par projectiles de guerre. (*Société de chirurgie*, 5 décembre 1917.)

GUIBÉ. — Considérations sur les plaies du crâne en chirurgie de guerre. (*Réunion médico-chirurgicale de la Ve armée*, 4 mars 1916.)

SPICK et JAURÉGUIBERRY. — 51 observations de plaies de l'encéphale. (*Société de chirurgie*.), 1918.

LEROY. — La chirurgie du crâne dans les ambulances du front. (*Réunion médico-chirurgicale de la Ve armée*, 18 octobre 1916.)

Robert Lévy. — (*Société des chirurgiens de Paris*), 26 février 1915.

De Martel. — Traitement opératoire des plaies du crâne. Collection bleu horizon. Masson, éditeur, 1918, 2e édition.

Vandenbossche. — Plaie du crâne et du cerveau par projectiles de guerre. (*Société de chirurgie*, 23 janvier 1918.)

Velter. — Traitement d'urgence des plaies du crâne. (*Presse Médicale*, 10 février 1916.)

Willems et Albert. — Suture primitive des plaies cranio-cérébrales. (*Société de chirurgie*, 9 janvier 1918.)

Willems et Albert. — Suture primitive de la dure-mère dans les plaies cranio-cérébrales, 24 juillet 1918.

Tanton. — Traitement des plaies cranio-cérébrales par la cranioplastie immédiate et la suture primitive des parties molles. (*Société de chirurgie*, 7 novembre 1917.)

Montpellier. — Imprimerie Générale du Midi

www.ingramcontent.com/pod-product-compliance
Ingram Content Group UK Ltd.
Pitfield, Milton Keynes, MK11 3LW, UK
UKHW022318120726
13694UKWH00004B/1467